DES

APPAREILS PROTHÉTIQUES

DESTINÉS A REMPLACER LES

PERTES DE SUBSTANCE OSSEUSE

Articulation énarthrodiale artificielle
Restauration du maxillaire à l'aide d'un pont métallique

PAR

M. MICHAËLS
Membre honoraire de la Société odontologique du Brésil
Officier d'Académie

ÉCOLE DENTAIRE DE PARIS
57, RUE ROCHECHOUART ET RUE TURGOT, 4

1894

DES

APPAREILS PROTHÉTIQUES

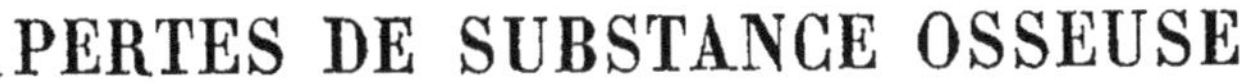

DESTINÉS A REMPLACER LES

PERTES DE SUBSTANCE OSSEUSE

Articulation énarthrodiale artificielle
Restauration du maxillaire à l'aide d'un pont métallique

PAR

M. MICHAËLS

Membre honoraire de la Société odontologique du Brésil
Officier d'Académie

ÉCOLE DENTAIRE DE PARIS

57, RUE ROCHECHOUART ET RUE TURGOT, 4

1894

Châteauroux.— Typ. et Stéréotyp. A. Majesté et L. Bouchardeau

DES APPAREILS PROTHÉTIQUES
DESTINÉS A REMPLACER
LES PERTES DE SUBSTANCE OSSEUSE

L'honneur que votre Société a bien voulu me faire en m'invitant à vous présenter deux cas d'une restauration du squelette faite, l'an passé, à l'Hôpital International dans le service du Dr Péan, m'impose l'obligation de vous donner quelques détails un peu longs, mais nécessaires, pour la compréhension des sujets. Ces faits constituent une innovation peut-être hardie ; mais la science n'ayant pas de limites, nous pouvons espérer le progrès pour notre profession aussi.

Le premier cas se rapporte à la restauration d'une partie réséquée d'une mâchoire inférieure à l'aide d'un pont métallique ; le deuxième cas est une restauration d'une partie de l'humérus et de l'articulation énarthrodiale par un appareil prothétique, les pièces artificielles étant, dans les deux cas, noyées au sein des tissus vivants.

Observation I

Parmi les accidents consécutifs à l'ablation chirurgicale ou traumatique de la mâchoire, nous citerons : la déformation de la face et de la cavité buccale, l'impossibilité ou la gêne de la mastication, la sialorrhée qui peut conduire à un épuisement prématuré, les troubles apportés à la phonation et à la déglutition, le rétrécissement pharyngien, la procidence de la langue, etc., sans parler des désordres moraux et intellectuels résultant de l'infirmité physique et qui peuvent aller jusqu'à la lypémanie ou la mélancolie.

Ces complications ont paru assez graves à certains chirurgiens pour les faire renoncer à la résection du maxillaire, qui est d'ailleurs de date toute moderne, car on attribue à Anthony White, de Londres (1804), la première tentative de ce genre.

Cependant, grâce aux progrès de la prothèse dentaire, on est parvenu à atténuer ces désordres, dans une mesure suffisante pour réhabiliter cette opération.

Or, une longue expérience nous ayant démontré les résultats parfois douteux de la prothèse ordinaire dans la majorité des cas, nous avons profité du fait suivant pour tenter une innovation. Reproduisons d'abord l'observation que nous devons à l'obligeance de M. Tapie, interne du Dr Péan.

RÉSECTION DE SIX CENTIMÈTRES DU MAXILLAIRE INFÉRIEUR, RESTAURATION DE LA PERTE DE SUBSTANCE A L'AIDE D'UN PONT MÉTALLIQUE

Sarcome du maxillaire inférieur

Louise F..., 20 ans. Père et mère bien portants, deux frères et deux sœurs bien portants. Le sujet n'a pas eu de maladies antérieures, sauf une sciatique, il y a deux ans.

Il y a un an à peine, apparition d'une tumeur grosse comme une noisette, située sur le bord interne gauche du maxillaire inférieur au niveau des petites molaires. Extraction de 3 dents chez un dentiste. Un mois plus tard, janvier 1891, chez M. Berger, à Lariboisière, incision de la tumeur. La plaie opératoire se ferme rapidement. Le 27 juillet, dans le service de M. Lucas-Championnière, incision et grattage. Quinze jours après la malade pouvait quitter le service.

Bientôt après, réapparition de la tumeur qui, en décembre 1892, forme saillie au niveau des 2e et 3e grosses molaires. Elle est exulcérée sur le point opéré et s'étend de la canine à la dent de sagesse, formant saillie également à la face interne du maxillaire. Elle n'est pas lisse et régulière comme le sont les abcès périostiques, mais multilobée. Au toucher elle est dure et a la consistance des sarcomes osseux ou des fibromes : ses limites sont peu nettes ; les tables de l'os sont soulevées, mais on n'a pas la sensation parcheminée.

Opération le 10 décembre 1892. Incision suivant le bord inférieur du maxillaire. Décollement à la rugine du périoste, qui est sain. La table externe, soulevée par la tumeur, lisse et blanche, est enlevée avec la pince à emporte-pièce et met à découvert la tumeur qui a pris naissance dans le diploé. La tumeur est gris rosé, de consistance sarcomateuse; elle est enlevée, ainsi que la table interne du maxillaire, et la résection de la branche horizontale doit être portée, en arrière, jusqu'à la branche montante, en avant, jusqu'à la canine. A ce niveau, la tranche de section osseuse est un peu oblique de haut en bas et d'avant en arrière.

Examen histologique. Sarcome. Un mois plus tard, tout est cicatrisé, mais la malade, privée d'une des branches de son maxillaire inférieur, entre à l'Hôpital International le 6 janvier pour se préparer à une restauration. Cette large perte de substance établit une discordance notable et gênante entre les arcades dentaires supérieure et inférieure. La mastication est impossible et la parole très défectueuse; la malade a de la peine à se faire comprendre. M. Michaëls procède sous le chloroforme, le mardi 31 janvier, à l'extraction de plusieurs dents cariées, les deux canines, l'incisive et trois molaires.

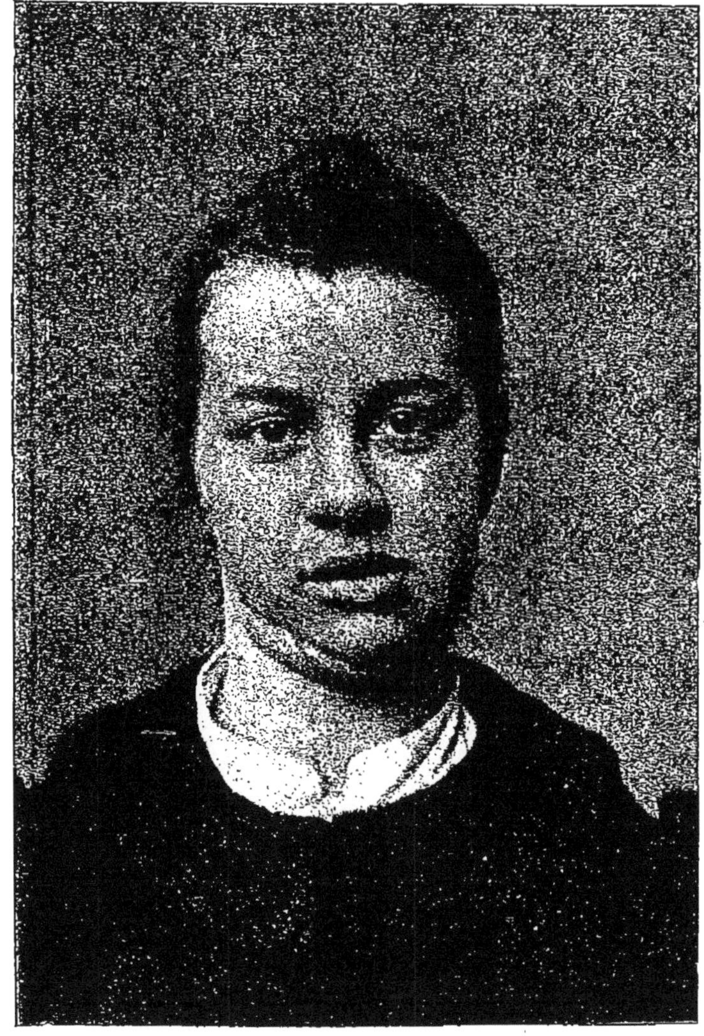

Fig. 1. — La malade avant l'opération.

M. Péan portant un vif intérêt à son opérée, en raison de son jeune âge et de son triste sort, voulut bien la confier à mes soins.

L'examen me montra que, par suite de la résection, le corps droit du maxillaire était d'une mobilité extrême et sans régularité dans ses mouvements. La déviation à gauche était assez considérable pour défigurer la malade. Le traumatisme opératoire avait laissé de la boursouflure. La bouche était dans un fort mauvais état : une pièce prothétique supérieure portait 7 à 8 dents, les racines des dents manquantes étaient en place, profondément cariées, recouvertes de gencive hypertrophiée et compliquées de périostite alvéolo-dentaire ; il n'y avait de dents saines, en haut, que deux biscupides, une de chaque côté, et les deux incisives centrales.

Il restait cinq dents saines sur le corps droit du maxillaire inférieur; 2 incisives, la canine et 2 bicuspides. La cicatrice des précédentes opérations externe et interne ayant bridé et rapproché les deux fragments osseux à trois centimètres de distance, il n'y avait pas d'articulation possible.

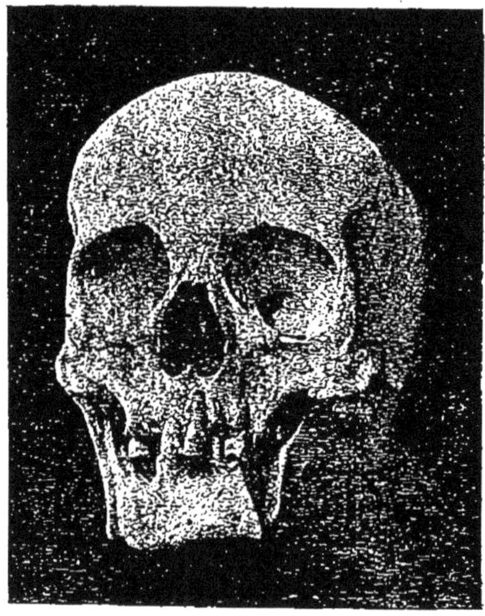

Fig. 2. — Maxillaire après la résection.

La résection avait porté, je le répète, sur une longueur de six centimètres. Le trait de scie postérieur avait coupé en biais l'angle du maxillaire, la section antérieure passait par la fosse canine et était un peu oblique de haut en bas et d'avant en arrière.

La branche montante, déviée fortement en dedans par l'action contractile des muscles masticateurs, avait produit une torsion des ligaments articulaires ; il en résultait un état très douloureux des mouvements nécessaires à la mastication et à la déglutition, d'autant plus que le muscle buccinateur, rétracté, se trouvait comprimé entre les fragments osseux et la molaire du maxillaire supérieur.

Dans de telles conditions, la malade ne pouvait manger et ne se nourrissait que d'aliments liquides, ne réclamant pas le secours de la mastication.

Convaincu par cet examen de l'inutilité d'une prothèse dentaire, en raison du manque de stabilité de l'os, je fis part au docteur Péan du peu d'espoir que j'avais de réussir avec ce moyen ; il me recommanda alors d'étudier la possibilité d'une restauration du maxillaire même.

Nous savions bien que les os tolèrent la présence de pièces métalliques ; mais, *a priori*, la solution nous semblait difficile et nous préoccupait quelque peu.

Le *desideratum* nous semblait être de redonner au maxillaire sa longueur et sa forme primitives, de façon à ramener les fragments à leur position normale d'une manière fixe et immuable, à l'aide d'une pièce faisant corps intime avec l'os et à demeure dans les tissus, tout en donnant prise aux muscles qui font mouvoir la mâchoire. Puis, une fois cette restauration réussie, on procéderait, bien entendu, à l'application d'appareils prothétiques dentaires qui seraient indiqués.

Je songeai donc à rétablir la partie manquante au moyen d'une pièce métallique, qui offrirait le maximum de force et de résistance pour le minimum de métal employé, qui pourrait être adaptée tout de suite en se vissant au travers même de l'os, en des points convenablement choisis, pour éviter de trop léser le diploé par crainte de l'ostéite consécutive. Or, personne, à notre connaissance, n'avait encore eu l'idée de restituer à la mâchoire sa longueur normale et de faire une restauration par un pont métallique dans les tissus. Je me décidai néanmoins à tenter l'opération.

Je mesurai au compas la distance comprise entre le méat externe de l'oreille et la symphyse mentonnière du côté droit de la face et je portai cette mesure sur une tête de squelette qui devait me servir de modèle ; puis, ayant monté le maxillaire inférieur sur un socle de plâtre, je le coupai de manière à me rapprocher le plus possible de la résection faite par le Dr Péan.

Description de l'appareil. — Après avoir mûrement réfléchi à la forme et à la nature qui conviendraient le mieux à mon pont métallique, je m'arrêtai à la disposition suivante : je pris du platine iridié, étiré en fils, j'en coupai deux fragments de longueur convenable que je maintins parallèles l'un à l'autre avec un écartement d'un centimètre ; dans l'intervalle, des anneaux métalliques furent soudés à l'or fin ; le fil inférieur était deux fois plus fort que le supérieur. La forme adoptée assurait une rigidité absolue de la pièce métallique. L'une des extrémités de cette pièce s'ajustait à cheval sur l'angle de la branche montante du maxillaire et présentait un double œillet (externe et interne) pouvant être pris par la même vis ; j'avais eu soin de réserver deux autres œillets qui me donnaient la faculté de choisir le point le plus favorable pour une deuxième vis, qui suffisait largement à assurer la fixité absolue de l'appareil à la branche montante.

L'autre extrémité était conformée de façon à dépasser la symphyse et à s'adapter très exactement à la forme de l'apophyse mentonnière. Ne pouvant savoir à l'avance quels seraient les points les plus favorables au forage de l'os, je dus faire une série de 6 œillets rapprochés les uns des autres, afin de pouvoir choisir les endroits qu'il conviendrait d'utiliser pour le passage des vis.

La pièce, dans sa totalité, faite à jour, avait le double avantage de permettre l'occlusion facile des tissus sectionnés et de rétablir les mouvements musculaires par la réunion des parties molles à travers les anneaux de l'appareil. Au milieu de cette pièce j'établis un écrou taraudé, traversé par une vis en or de deux centimètres de longueur. Cette vis, devant plus tard traverser la muqueuse buccale au niveau d'une première molaire, était destinée à servir de point d'appui pour l'application d'un dentier artificiel.

Toutes les vis en or étaient à tête ronde pour ne pas léser le périoste ; de plus, la tête était perforée pour laisser passage à un instrument qui empêcherait la rotation pendant que je visserais les boulons à demeure.

L'appareil construit me sembla réaliser toutes les conditions nécessaires ; je le soumis à l'appréciation du docteur Péan qui voulut bien me complimenter, et nous prîmes rendez-vous pour l'appliquer.

Le samedi 4 février, à l'amphithéâtre de l'Hôpital International, le Dr Péan fit chloroformer la malade, après avoir mis sous la nuque un drap roulé qui, renversant la tête en arrière, rehaussait le menton, position très favorable pour l'opération. Puis, suivant la ligne de l'ancienne cicatrice, il fit une incision de 14 centimètres, mettant à nu les deux extrémités osseuses. Sur la branche montante, il dut disséquer les muscles et le périoste. Sur la branche horizontale, la section des tissus s'étendait jusqu'au trou mentonnier droit. Le décollement des muscles triangulaires des lèvres, carré et houppe du menton sur la face externe, se fit sur une hauteur de 2 centimètres; sur la face interne, il fallut détacher le génio-hyoïdien, le digastrique et une partie du mylo-hyoïdien à la distance de 1 centimètre, en mettant une extrême attention pour ne pas léser le génio-glosse, non plus que la muqueuse buccale, dans le but d'obtenir la guérison de la plaie externe par la première intention.

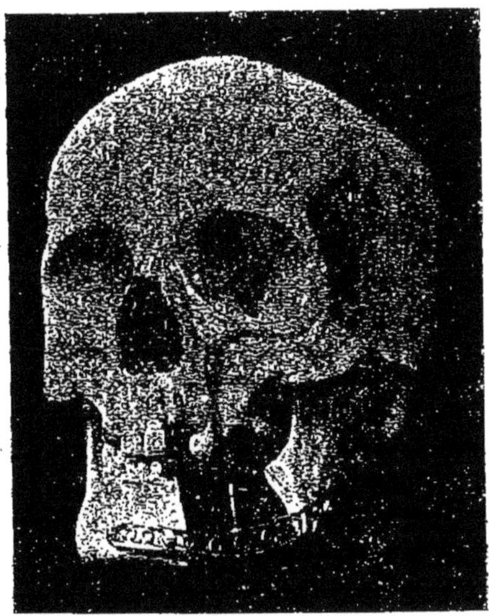

Fig. 3. — Maxillaire reconstitué.

On me livra alors le champ opératoire. Faisant éloigner les deux lèvres de la plaie avec des écarteurs, je constatai que mes mesures étaient bonnes et que ma pièce s'adapterait convenablement; je me mis dès lors en devoir de la poser.

Opération. — Il fallut d'abord saisir avec des pinces la branche montante pour me permettre d'ajuster la pièce et d'y forer les trous nécessaires au passage des vis. J'eus soin de cautériser légèrement les orifices avec le thermo-cautère, afin de détruire tous les filaments nerveux pouvant se trouver dans le diploé. Je passai successivement la première vis, puis la seconde et je les boulonnai aussitôt. L'appareil se trouvait dès lors solidement fixé à cette portion du maxillaire.

Il fallut ensuite déployer une force assez considérable pour obtenir l'écartement des deux fragments de la mâchoire nécessaire au rétablissement de l'arc normal. Cela fait, la partie de l'appareil qui devait reposer sur l'apophyse mentonnière fut tenue par un aide au moyen de deux pinces, pendant que je perforais à travers l'os deux autres trous. Puis, les vis une fois en place et bien boulonnées, j'en coupai les extrémités et les rivai solidement. J'eus aussi la précaution d'en limer la surface pour éviter les bavures métalliques. Mon travail terminé, le Dr Péan, après la toilette, sutura la plaie avec des crins de Florence et la malade fut confiée aux internes.

Inutile d'ajouter que, pendant l'opération, on avait maintenu l'antisepsie la plus rigoureuse des mains et des instruments.

C'est grâce à cette précaution que l'on peut espérer la tolérance d'une pièce métallique au sein des tissus vivants. En cas de réussite, nous aurons rétabli la forme primitive du visage et la simultanéité des contractions musculaires de chaque côté, de telle sorte que l'articulation du maxillaire redeviendra normale et, en outre, nous aurons une base immuable pour l'application des dents artificielles.

Tout marcha à souhait pendant 7 à 8 mois, quand une récidive du sarcome est venue tout entraver. Le cas était mal choisi pour le triomphe de la méthode. Il eût mieux valu débuter par une lésion traumatique ou de tumeur bénigne, mais je ne regrette pas ma peine et ma conviction n'a pas fléchi. En effet, ce cas même a prouvé qu'un appareil imputrescible, non résorbable, est toléré au sein des tissus, à la condition d'être aseptique, et il nous a servi de point de départ pour la restauration, encore plus difficile, dont je vous demande la permission de vous entretenir.

Observation II

ARTICULATION ÉNARTHRODIALE ARTIFICIELLE

Voici d'abord l'observation du malade, telle qu'elle a été prise à l'Hôpital International, service du docteur Péan.

Antécédents. — Le sujet, le sieur P..., âgé de 27 ans, boulanger, marié, a perdu son père et sa mère, l'un mort de bronchite chronique à 63 ans, l'autre de pneumonie à 40. Un frère est mort à 28 ans, de fluxion de poitrine, et un autre, à 21 ans, de la variole. Il a deux autres frères et une sœur bien portants.

A l'âge de 20 ans, apparurent des ganglions strumeux des deux côtés du cou ; sous l'influence d'un traitement médical (iodure de potassium, huile de foie de morue, sirop d'iodure de fer), ils finirent par disparaître complètement.

Il y a 3 ans, le malade commença à ressentir des douleurs vagues dans l'articulation scapulo-humérale gauche, et à cette même époque on constata dans l'aisselle de l'engorgement ganglionnaire. Pendant deux ans l'état du malade est resté à peu près stationnaire.

Il éprouvait constamment des douleurs dans l'épaule, s'irradiant dans le bras gauche, mais il ne s'en préoccupait pas autrement. Il n'y avait pas de raideur articulaire et le malade pouvait continuer à faire son métier de boulanger.

Mais, au mois de mai 1892, constatant une tumeur de la grosseur d'un œuf de poule au tiers supérieur du bras gauche, à la face antérieure, il se décida à se faire soigner; au mois de juin on lui fit une incision verticale d'environ douze centimètres, partant de l'extrémité supérieure de l'humérus, pour ouvrir l'abcès.

Depuis, la plaie opératoire s'est fermée, mais il est toujours resté un trajet fistuleux et les mouvements de l'épaule sont devenus de plus en plus limités. Les douleurs continuant, on appliqua au niveau de l'articulation des pointes de feu qui furent sans résultat.

Etat actuel. — Actuellement (13 février 1893) le malade présente, à l'union du tiers supérieur avec les deux tiers inférieurs du bras gauche, à la face antérieure, un orifice fistuleux aboutissant à l'humérus, par lequel s'écoule continuellement un pus grumeleux, mal lié, tuberculeux. Tous les matins, le pansement est rempli de ce pus infect, et quand on presse légèrement, pour ne pas éveiller de douleurs trop vives, en avant ou en arrière de l'articulation, devenue volumineuse et globuleuse, on fait sortir par la fistule un flot de pus. L'empâtement est considérable à ce niveau, et les mouvements de l'épaule sont douloureux et presque nuls.

Depuis quelque temps, le malade, autrefois très robuste, a maigri, a pâli et est devenu très anémié. Il ne tousse pas et l'auscultation de la poitrine ne révèle qu'une respiration un peu rude aux sommets, ainsi que quelques râles fugitifs au niveau des bases; l'état général est peu satisfaisant.

On lui propose la désarticulation de l'épaule; mais, cédant aux désirs du malade de conserver son bras, M. Péan se décide, avec l'aide de M. Michaëls, à faire une opération moins radicale.

(11 mars.) Pour arriver sur la tête de l'humérus, M. Péan reprend la même incision qui a été faite autrefois par un chirurgien pour le grattage de l'os et il la continue, en passant par la fistule, jusqu'à un travers de doigt en dedans de l'acromion. Cette incision intéresse la peau, le tissu cellulaire sous-cutané, l'aponévrose, pénètre dans l'interstice musculaire qui sépare le deltoïde du biceps et met à nu la face antérieure de l'humérus et de l'articulation scapulo-humérale, en donnant issue à une quantité considérable de pus fétide et grumeleux. On remarque que tous les tissus voisins de l'os sont sclérosés et ont perdu une grande partie de leur vitalité. On respecte les nerfs de la région, dont la section pourrait avoir dans la suite des conséquences fâcheuses; des pinces hémostatiques sont placées afin d'éviter au sujet anémié la moindre perte de sang. M. Péan incise ensuite le périoste et le détache avec la rugine depuis l'articulation scapulo-humérale jusqu'à la partie moyenne de l'humérus. L'ouverture de la capsule montre que la jointure est remplie de pus, que la tête de l'humérus est hypertrophiée, détruite par places, et que la synoviale est tapissée de fongosités épaisses

qui s'étendent jusqu'à la cavité glénoïde. Celle-ci est peu altérée, sauf en quelques points où son cartilage d'encroûtement est légèrement raréfié. Autour de l'articulation et du périoste de l'extrémité supérieure de l'humérus, de nombreux foyers de suppuration sous-musculaires sont tapissés de fongosités luxuriantes. Toutes ces fongosités sont enlevées par grattage avec des curettes à bords tranchants, puis M. Péan pratique l'ablation de l'extrémité supérieure de l'humérus. Voyant que le tissu osseux est infiltré de tubercules jaunâtres et ramollis, il poursuit cette ablation de haut en bas jusqu'à ce qu'il rencontre les parties saines, c'est-à-dire jusqu'à ce que la moitié supérieure de l'humérus ait disparu. La synoviale réséquée, il ne reste plus de l'ancienne articulation que la cavité glénoïde et la capsule fibreuse, de même qu'au niveau de la partie supérieure de l'humérus il ne reste plus que le périoste.

Bien que la perte de substance ainsi produite soit assez vaste pour permettre d'explorer largement la plupart des foyers de suppuration, M. Péan fait une seconde incision à la face postérieure de l'articulation pour mieux évacuer le pus et mieux gratter les anfractuosités de l'abcès qui se prolongent sous la face profonde du deltoïde et du grand dorsal vers l'épine de l'omoplate.

La toilette de cette vaste plaie étant terminée, tous les tissus malades voisins étant soigneusement enlevés, le moment est venu de confier le sujet à M. Michaëls, pour placer l'appareil prothétique qu'il a conçu et construit sur la demande du Dr Péan.

Permettez-moi d'interrompre la suite de l'observation pour vous exposer la constitution de cet appareil et son mode de fixation, ainsi que sa genèse.

On sait que M. Glück, de Berlin, avait eu l'idée de remédier aux pertes de substance osseuse, en enfonçant des tiges d'ivoire (reliées par une charnière quand il s'agissait d'une résection articulaire) dans les extrémités des os restants. Il n'a d'ailleurs, au témoignage de M. Mathieu, réalisé cette idée qu'une seule fois, pour une articulation du genou ; or, le sujet a succombé peu après ; aussi, le Dr Péan ayant demandé à M. Mathieu de lui construire une pièce pour le malade qui fait le sujet de cette observation, celui-ci eut-il des doutes sur la possibilité d'un semblable appareil et se trouva-t-il embarrassé par la complexité du problème à résoudre. Quoi qu'il en soit, « il se contenta, dit M. Péan, de nous présenter l'un des appareils de Glück. Cet appareil était trop faible, construit en ivoire, substance trop facilement résorbable, et avait une articulation peu mobile ».

M. Péan me fit part de son embarras et me pria de voir son malade avec lui (il n'avait pas, bien entendu, fait encore son opération); le fait est que, pris de pitié à la vue de ce moribond, je n'hésitai pas et m'engageai très inconsidérément à tenter de faire un appareil quelconque.

Ce n'est que pendant les jours suivant ma visite à l'hôpital que je compris combien je m'étais hasardé; plus je réfléchissais, plus le problème me paraissait irréalisable et moins je voyais la solution.

L'opération avait été remise à huitaine, le malade était au plus bas, le Dr Péan et les internes attendaient ce que j'allais présenter. Mais ce n'était pas tout de créer l'appareil, il fallait encore se préoccuper de sa mise en place : nouvelle complexité du problème.

Quelle serait l'étendue de la carie de l'humérus? La cavité glénoïdienne de l'omoplate serait-elle saine ou malade ? Comment attacher à cet os mon appareil pour maintenir l'extrémité supérieure suffisamment solide, pour ne pas avoir de déplacement dans des mouvements involontaires?

Après quelques jours de réflexion, je réalisai l'appareil que je vous présente et qui se compose, comme vous le voyez, de trois pièces principales (j'en emprunte la description à la communication faite, par M. Péan lui-même, à l'Académie de médecine) :

1° Une tige droite, longue de 8 centimètres, destinée à représenter la portion réséquée du corps de l'humérus ; 2° une autre tige, qui la continue à sa partie supérieure, longue de 2 à 3 centimètres, remplaçant le col ; 3° une sphère irrégulière, de 3 centimètres 1/2 de diamètre, qui figure la tête de l'humérus.

La première pièce est un peu plus mince que l'humérus, qu'elle remplace, elle est coupée transversalement au niveau de son extrémité inférieure qui est fixée sur la portion restante de l'humérus par quatre petits prolongements, qui sont opposés deux par deux. Les plus longs ont 1 cent. 1/2, les deux autres 7 millimètres. Ils sont en fils métalliques de platine iridié et ont 1 millimètre 1/2 d'épaisseur. Ils sont libres à la partie inférieure, où ils forment une petite anse, tandis qu'à la partie supérieure, ils sont juxtaposés et soudés à un anneau métallique qui entoure à demeure la partie inférieure de l'appareil prothétique. La petite anse est destinée à laisser passer une vis de platine qui traverse l'os en totalité et passe à travers la petite anse du prolongement opposé et même la dépasse assez pour me permettre de placer autour d'elle, sur son extrémité terminale, devenue exubérante, un petit boulon, grâce auquel je puis accoler aussi intimement qu'il est possible la surface externe de l'humérus et la face interne des deux prolongements opposés. Je fixe de la même manière les deux autres prolongements par une deuxième vis et un deuxième boulon. A l'extrémité supérieure de cette première pièce s'accole la seconde, qui s'élargit un peu de bas en haut dans le sens transversal. La partie inférieure de cette dernière pièce est coupée transversalement, comme celle de la première, tandis que sa partie supérieure est concave. Cette pièce est, en outre, creusée à son centre d'un canal de 4 millimètres de diamètre, dans lequel se trouve engagée une vis, dont

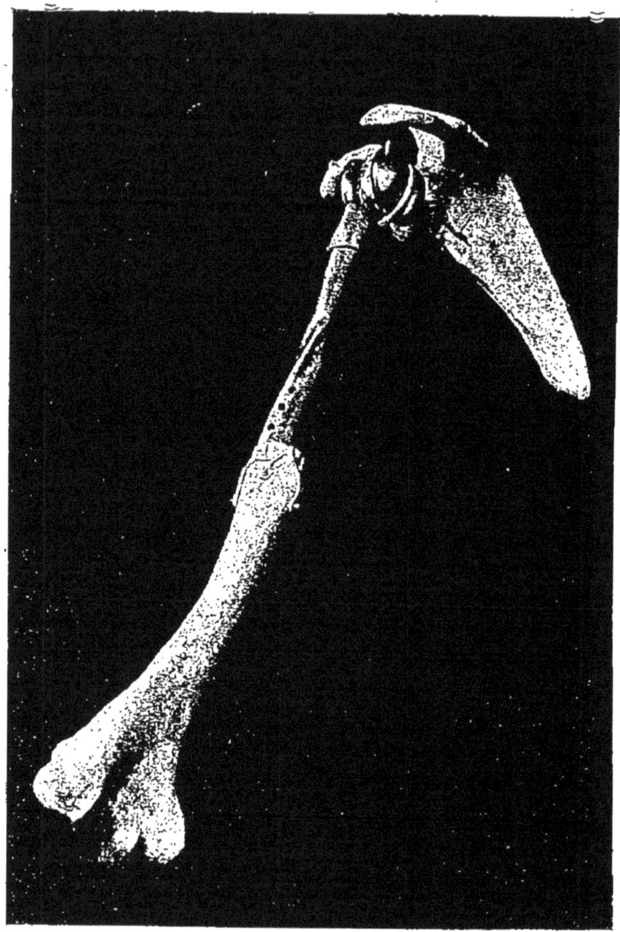

Fig. 4. — Appareil monté en totalité.

l'extrémité inférieure s'enfonce de 4 centimètres dans la tige sous-jacente. De cette façon l'extrémité inférieure de la vis perd toute mobilité, tandis que sa partie supérieure permet à la seconde pièce de tourner sur elle, comme sur son axe, en opérant un mouvement de rotation presque complet ; et comme la tête de cette vis est plus large que la vis elle-même, le canal de la pièce qui la loge a été élargi à son niveau pour que le mouvement de rotation en soit facilité.

La partie supérieure concave de la petite tige de vulcanite est destinée à entrer en contact avec la 3e pièce, qui figure la tête humérale. Il fallait trouver le moyen de relier solidement

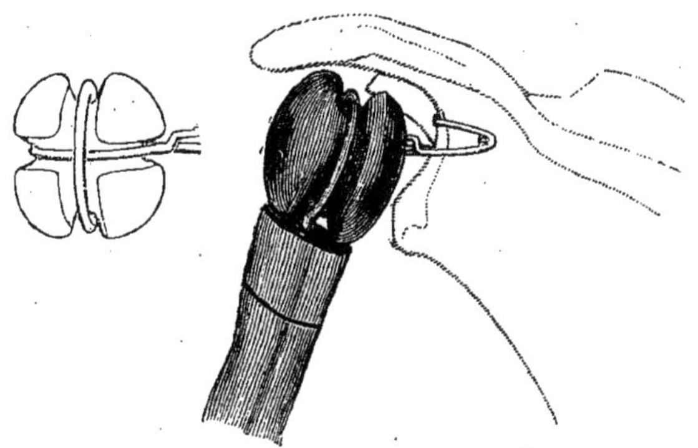

Fig. 5. — Détail de l'appareil.

ces deux pièces sans gêner le mouvement de rotation. Pour cela, j'ai creusé la tête, dans le sens antéro-postérieur et dans le sens latéral, de cannelures profondes, l'antéro-postérieure de 1 cent., l'antéro-externe de 1 cent. 1/2 ; ces cannelures logent des fils en platine iridié de 5 millimètres de diamètre, qui sont destinés à relier la tête artificielle, en bas, à la deuxième pièce de l'appareil, en haut, à l'omoplate. Le fil qui entoure la tête l'engaîne de haut en bas, en suivant la cannelure latérale, tandis que ses extrémités libres descendent au-dessous d'elle en se coudant légèrement, s'engageant à frottement et avec un peu de force excentrique à une profondeur de 3 cent. dans deux petits canaux pratiqués à leur intention, dans la pièce sous-jacente, de chaque côté de la tête de la vis. Il résulte de cette disposition que la tête se trouve solidement reliée à la seconde pièce tout en restant mobile sur elle.

Il était plus facile de fixer la tête à la surface glénoïdienne, tout en conservant ses mouvements dans le sens antéro-postérieur. Dans ce but, je fis passer une seconde anse de platine iridié dans la cannelure antéro-postérieure plus profonde que la précédente d'un demi-centimètre, de façon qu'elle passe au-dessous de la première. Tandis que le milieu de cette seconde anse embrasse la tête, ses extrémités libres se dirigent vers la cavité glénoïde ; l'une d'elles, disposée en forme de vis, entre le centre de cette cavité et dans le col de l'omoplate à une profondeur de 3 centimètres. Elle sert de point d'appui à un fil de platine beaucoup plus fin qui va en s'élargissant, s'applique dans la fosse sous-épineuse, en dedans et le long du bord axillaire de l'omoplate. L'autre extrémité libre s'incurve à partir du centre de la cavité glénoïde pour contourner le col et se diviser en deux petites anses, qui embrassent l'épine de l'omoplate, l'une s'appliquant sur la face supérieure, l'autre sur la face inférieure de cette épine au niveau de sa base. Grâce à cette disposition, nous avons pu conserver à la tête artificielle tous les mouvements de l'articulation normale par rapport à l'omoplate.

Lorsque le Dr Péan eut terminé son opération, j'ai pu voir que mon calcul était juste, et ceci est capital dans des moments si critiques. Le Dr Péan, prévoyant les contractions musculaires, demanda que je raccourcisse ma pièce d'un centimètre dans sa longueur, ce que j'ai pu faire en quelques secondes.

Pour la pose, qui était très difficile, j'ai dû séparer la pièce en deux morceaux afin d'ajuster la partie représentant le condyle ou tête de l'humérus à l'intérieur de la capsule ligamentaire, enfonçant la tige métallique au centre de la cavité glénoïdienne et placer les anses métalliques dans leurs places respectives sur l'épine de l'omoplate ; par la suite, j'ai ajusté la tige qui représentait le morceau de l'humérus et l'ai vissée également en place. Ceci fait, en soulevant l'avant-bras, nous avons engagé les deux parties ensemble qui sont retenues l'une à l'autre par une cheville métallique qui traverse le collet ou deuxième pièce.

J'ajoute que, pour faciliter la soudure du périoste et des insertions musculaires avec cet humérus artificiel, j'ai établi sur celui-ci de petites crêtes perforées de distance en distance, qui ont permis à M. Péan de fixer le périoste par suture, à l'aide de fils de catgut. De même, j'ai placé deux petits anneaux en platine sur la partie externe de la tête qui représente le condyle de l'humérus de façon à retenir la capsule et les ligaments dans leurs rapports normaux.

Je ne me suis servi, dans la construction de cet appareil, que de vulcanite et de platine iridié, et pour rendre le caoutchouc inaltérable au contact des liquides de l'organisme, les pièces qui en sont formées ont séjourné pendant 1 heure dans l'eau bouillante et 1 heure dans la paraffine fondue. Ensuite, j'ai noyé la pièce pendant 12 heures dans l'eau phéniquée.

L'appareil une fois fixé assez solidement pour que l'on fût assuré de la stabilité, M. Péan sutura la capsule articulaire à la surface et avec d'autres sujets de catgut, il enferma l'humérus dans son étui périostique, puis il rapprocha les bords divisés des plaies musculaires. La peau fut ensuite fermée avec des anses séparées de crin de Florence. Un tube en caoutchouc fenêtré, en anse, fut passé à travers le fond du foyer pour assurer l'écoulement ultérieur des liquides par la partie déclive et les

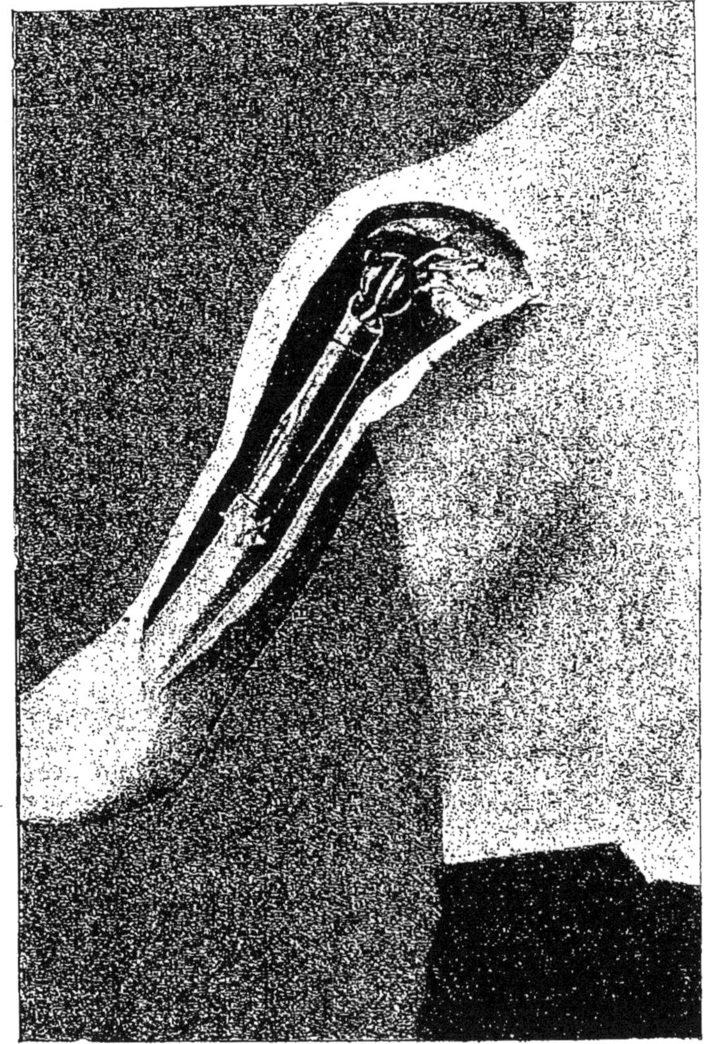

Fig. 6. — L'appareil en position.

lavages antiseptiques. Enfin M. Péan appliqua un pansement iodoformé, ouaté, assez régulièrement compressif pour maintenir l'immobilité du bras et de l'épaule.

Je pourrais vous donner maintenant la suite de l'observation qui a été prise jour par jour, mais, pour ne pas abuser de vos instants, je préfère en emprunter le résumé à M. Péan, tel qu'il l'a présenté à l'Académie de Médecine.

« Il était à craindre, dit-il, qu'un appareil prothétique aussi compliqué ne fût mal toléré par des tissus qui avaient été si malades et qu'il ne devînt le point de départ d'une phlegmasie aigüe. Il n'en fut rien. Non seulement au bout de quelques jours l'opéré fut soulagé, mais la fièvre tomba ; l'appétit reparut en même temps que les forces ; il se leva et put se promener dans la salle le 12e jour ; le 20e il allait passer la journée dans sa famille aux environs de Paris. Depuis cette époque, son poids a augmenté de 35 livres. Sa santé serait devenue irréprochable si elle n'avait été troublée à plusieurs reprises par le retour d'un petit foyer purulent, qui reparaît toujours au-dessus de l'épicondyle. Nous avons dû ouvrir ce petit abcès à quatre reprises différentes. Chaque fois, nous avons obtenu l'accolement de ces parois en quelques jours ; mais, malgré les injections antiseptiques successivement tentées, eau phéniquée, sublimée, chloralée, oxygénée, permanganate de potasse, naphtol camphré, nous n'avons pu prévenir complètement le retour des petits trajets fistuleux.

» Telle est l'observation que nous désirions vous communiquer.

» Est-elle de nature à faire croire, comme l'a dit Glück, que des corps étrangers aussi volumineux que ceux utilisés chez ce malade, peuvent suppléer d'une façon définitive à des pertes de substance du squelette aussi considérables? Nous serions autorisé à répondre par l'affirmative, après le résultat vraiment surprenant que j'ai obtenu, s'il n'y avait pas encore, de temps en temps, de petits abcès, 12 mois après l'opération.

» Il est vrai qu'à ce point de vue, on ne doit pas accuser exclusivement l'appareil, puisque nous voyons journellement à la suite de simples évidements osseux, faits chez des tuberculeux, de petits abcès fistuleux se produire, attestant que la manifestation locale de la diathèse n'est pas complètement éteinte. Tout au moins est-il remarquable de savoir que, quelques semaines après l'opération, le malade avait recouvré la santé, en même temps que les anciens foyers avaient disparu, qu'il avait récupéré les mouvements de son articulation et qu'il pouvait se servir de son membre pour la plupart des usages habituels de la vie. A ceux qui considèrent qu'en pareil cas il eût été préférable de faire la désarticulation immédiate de l'épaule, nous répondrons: en premier lieu, qu'il s'y est entièrement opposé et que son état de faiblesse était tel, à cette époque, qu'il aurait succombé à cette opération ; en second lieu, qu'une résection aussi étendue que celle que nous avons dû pratiquer n'aurait pas permis au malade de se servir de son membre ; enfin, que si la désarticulation devenait nécessaire, il serait temps plus tard, et avec moins de dangers, de recourir à une pareille mutilation.

» Concluons donc de l'observation qui précède :

» 1° Qu'il est possible de remplacer une partie importante du squelette et même une articulation énarthrodiale par des appareils prothétiques ;

» 2° Que ces appareils, pour être bien supportés, doivent être non

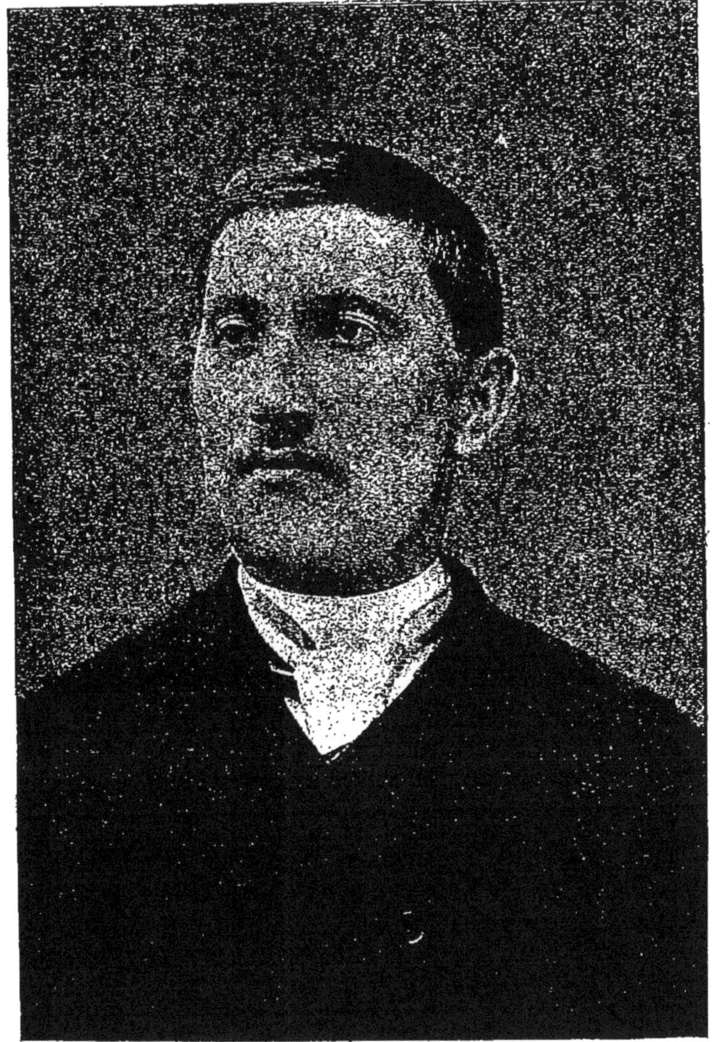

Fig. 7. — Le malade six mois après l'opération.

seulement aseptiques, mais encore construits avec des substances non résorbables ;

» 3° Qu'ils sont tolérés par l'organisme lorsqu'on prend les précautions voulues ;

» 4° Qu'ils permettent de suppléer à l'ablation immédiate du membre, lorsque les malades refusent un autre mode d'intervention ;

» 5° Qu'ils ont sur les grandes résections ordinaires l'avantage d'empêcher le tassement immédiat des parties molles ;

» 6° Enfin qu'ils peuvent être pourvus d'un mécanisme permettant aux articulations de conserver tous leurs mouvements. »

Quant à ma conclusion personnelle, la voici :

Dans des restaurations et la pose des pièces prothétiques qui comportent quelques difficultés, il nous semble que, seul, celui qui les a créées est en état de les poser, car il y a des difficultés opératoires qui doivent nécessairement obliger les chirurgiens à recourir aux personnes expérimentées dans la matière, ce qui me fait entrevoir de nouveaux horizons pour notre art. J'espère que, dans un avenir prochain, nos jeunes confrères pourront, par leurs connaissances et leur habileté technique, venir en aide aux chirurgiens qui, dans les grandes mutilations squelettiques, seront souvent très heureux de faire appel à leur science, et par les services qu'ils en auront reçus, ils auront un sympathique respect pour le chirurgien-dentiste.

Châteauroux. — Typ. et Stéréotyp. A. Majesté et L. Bouchardeau.

Châteauroux. — Typ. et Stéréotyp. A. Majesté et L. Bouchardeau

www.ingramcontent.com/pod-product-compliance
Ingram Content Group UK Ltd.
Pitfield, Milton Keynes, MK11 3LW, UK
UKHW020432220726
13923UKWH00005B/2496

9 782019 296575